BEI GRIN MACHT SICH IHR WISSEN BEZAHLT

Die Rolle der Selbstwirksamkeit bei auf Verhaltensänderung ausgelegten Bewegungs- und Ernährungsprogrammen zur Behandlung von Adipositas und Übergewicht

Carina König

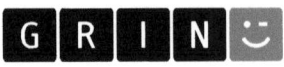

Bibliografische Information der Deutschen Nationalbibliothek:

Die Deutsche Nationalbibliothek verzeichnet diese Publikation in der Deutschen Nationalbibliografie; detaillierte bibliografische Daten sind im Internet über http://dnb.d-nb.de abrufbar.

ISBN: 9783346511614
Dieses Buch ist auch als E-Book erhältlich.

© GRIN Publishing GmbH
Nymphenburger Straße 86
80636 München

Druck und Bindung: Books on Demand GmbH, Norderstedt Germany
Gedruckt auf säurefreiem Papier aus verantwortungsvollen Quellen

Das vorliegende Werk wurde sorgfältig erarbeitet. Dennoch übernehmen Autoren und Verlag für die Richtigkeit von Angaben, Hinweisen, Links und Ratschlägen sowie eventuelle Druckfehler keine Haftung.

Das Buch bei GRIN: https://www.grin.com/document/1139033

Hamburger Fern-Hochschule

Psychologie

Hausarbeit

Die Rolle der Selbstwirksamkeit bei auf Verhaltensänderung ausgelegten Bewegungs- und Ernährungsprogrammen

Modul Arbeits- und Gesundheitspsychologie I (AG1)

von

Carina König

28.02.2021

Inhaltsverzeichnis

Abbildungsverzeichnis

Abkürzungsverzeichnis

Abb. – Abbildung

WHO – World Health Organisation

SWE – Selbstwirksamkeit

SCT – sozial-kognitive Theorie

u. A. – unter Anderem

1 Einleitung

Die Prävalenz von Adipositas hat sich laut der Weltgesundheitsorganisation (WHO) in den letzten 35 Jahren weltweit nahezu verdoppelt (Margraf & Schneider, 2018, S. 320). Adipositas ist keine psychische Störung, sondern wird als Endokrine, Ernährungs- und Stoffwechselkrankheit geführt. Die Ursache liegt in einer Dysbalance von Energieaufnahme und -verbrauch, was stark beeinflusst wird von psychischen, sozialen und Umgebungsfaktoren (Abbildung: (Abb.:) 1) genauso wie individuelle Faktoren, „wie das Essverhalten, die Selbstregulation, die Stressreaktivität, aber auch mangelnde soziale Ressourcen und mangelnde Gesundheitskompetenz" (Margraf & Schneider, 2018, S. 321). Eine Verstärkung der Prävalenz ist durch die Verfügbarkeit energiereicherer Lebensmittel und dem individuellen Verhalten bzgl. Lebensmittelauswahl erklärbar (Margraf & Schneider, 2018, S. 322). Adipositas gehört zu den Erkrankungen, für die vor allem Verhaltensweisen verantwortlich sind und Maßnahmen zur Änderung dieser werden nur selten langfristig aufrechterhalten. Um das Verhalten in der Gewichtsabnahme zu erklären und zu erforschen, wie man Programme erfolgreicher gestalten kann, kommen verschiedene Modelle in Frage. Als besonders relevant hat sich die sozial-kognitive Theorie (SCT) von Bandura (1986) herausgestellt (Schüler, Wegner, Plessner, 2020, S. 534). Die SCT beschreibt eine multifaktorielle Kausalität, in der die Selbstwirksamkeit (SWE) gemeinsam mit Zielen, Ergebniserwartungen und Umwelteinflüssen auf die Regulation von Motivation, Verhalten und Wohlbefinden einwirkt. Der Glaube an die eigene Wirksamkeit der Verhaltenskontrolle ist ein Weg, auf psychosoziale Weise die Gesundheit zu beeinflussen (Bandura, 2004). Unter der SWE versteht man den Glauben einer Person, dass eine angestrebte Verhaltensänderung auch tatsächlich umgesetzt werden kann (Haring, 2019, S. 327). In der vorliegenden Arbeit soll die Frage beantwortet werden, ob über die SWE der Erfolg von Interventionen in den Bereichen Bewegung und Ernährung vergrößert werden kann. Im ersten Kapitel wird die Rolle der SWE in verschiedenen Modellen der Verhaltensänderung beleuchtet. Im Anschluss soll im Speziellen der Einfluss der SWE als Mediator und als Moderator in verschiedenen Studien aus den Bereichen Ernährung und Bewegung betrachtet werden. Abschließend wird betrachtet, was für Methoden geeignet sind, um die SWE zu erhöhen.

2 Die Selbstwirksamkeit und ihre Rolle innerhalb verschiedener Modelle

Erklärungskonzepte der Verhaltensänderung können unterschieden werden in lineare- und Stadienmodelle. Erstere gehen davon aus, dass die Einflussfaktoren auf den Prozess der Absichtsbildung erst wachsen müssen, letztere, dass jeder Mensch ähnliche Phasen durchläuft, bis eine Verhaltensänderung erfolgt (Faller & Lang, 2006, S.266). Zunächst werden mit der Theorie des geplanten Verhaltens und dem Modell gesundheitlicher Überzeugung zwei lineare Modelle vorgestellt, außerdem mit dem Transtheoretischen Modell (TTM) das bekannteste Stadienmodell.

2.1 Theorie des geplanten Verhaltens und Modell der gesundheitlichen Überzeugung

Das Modell gesundheitlicher Überzeugung (Health-Belief Modell) von Rosenstock (1974) geht davon aus, dass es zu einer Verhaltensänderung kommt, wenn die wahrgenommene Gesundheitsbedrohung, der Nutzen des Verhaltens sowie die Motivation so zusammentreffen, dass eine Änderung als die beste Lösung erscheint. Bei dieser reinen Kosten-/Nutzen-Analyse, bei der die betrachtete Bedrohung nur hoch genug sein muss, spielt die SWE keine Rollen. Allerdings weist das Modell auch eindeutige Lücken auf. Betrachtet man gerade das Thema Adipositas ist die wahrgenommene Bedrohung und auch der Leidensdruck hoch. Dennoch folgt keine Verhaltensänderung (Schüler, Wegner, Plessner, 2020, S. 536). Trotz des Wissens über die Einflüsse Ihres aktuellen Handelns auf die Gesundheit und die Ableitung von Verhaltensänderungen, setzten Menschen diese nicht um (Rimal, 2001). Einen besseren Ansatz beschreibt Icek Ajzen (1988) in seiner Theorie des geplanten Verhaltens (Theory of Planned Behavior). Er setzt den Fokus auf die Intentionsbildung, die dann zum Verhalten führt. Dabei wird die Intention beeinflusst über die Einstellung, subjektive Normen und die wahrgenommene Verhaltenskontrolle. Die Einstellung bewertet dabei die Nützlichkeit des Verhaltens, die sozialen Normen und den Einfluss des sozialen Umfelds. Interessant ist die wahrgenommene Verhaltens-/Handlungskontrolle. Diese hat ebenfalls einen direkten Effekt auf das Verhalten und zeigt mit ihren zwei Komponenten, Kontrollüberzeugung und subjektive Ressourceneinschätzung, eine konzeptionelle Nähe zur SWE (Schüler, Wegner, Plessner, 2020, S. 535).

2.2 Das TTM

Das TTM von Prochaska et al. (1992) ist eines der bekanntesten Stadienmodelle. Das Modell geht dabei von zwei Faktoren aus, die die Absichtsbildung beeinflussen. Einerseits auch hier wieder die SWE und andererseits die Entscheidungsbalance, also ein Abwägen von positiven wie negativen Konsequenzen (Graf, 2019, S.292ff.).

2.3 Das HAPA-Modell

Da keines der oben genannten Modelle eine vollständige Erklärung bietet, soll hier noch das Modell Health Action Process Approach (HAPA) erläutert werden. Dieses basiert auf der multifaktoriellen Kausalität der SCT und dem Zusammenspiel zwischen Stadienmodellen und linearen Modellen. Das Modell hebt in allen Phasen die SWE als Einflussfaktor hervor (Haring, 2018, S. 6f.). Damit versucht es, die Lücke zu schließen, zwischen der Absichtsbildung und Verhaltensänderungen (intention-behaviour-gap). Diese beschreibt das Phänomen, dass trotz guter Vorsätze oder dem Bewusstsein, keine Verhaltensänderung erfolgt (Hattar, Pal, Hagger, 2016, S. 130f). Im Sinne von konkreten Hypothesen vermutet das Modell, dass Absichten mit der Aktionsplanung zusammenhängen, die dann wiederum das Handeln beeinflusst. Insbesondere wird die Aktionsplanung als der zentrale Vermittlungsfaktor dargestellt, durch den Absichten umgesetzt werden (Schwarzer & Luszczynska, 2008). Das Modell unterscheidet sich von anderen sozial kognitiven Ansätzen dadurch, dass es zwei Handlungsphasen spezifiziert: eine Motivationsphase, in der Intentionen zu Absichten werden und eine Volitionsphase, die den Prozess beschreibt wie Absichten zu Handeln werden (Schwarzer, 2008). Das HAPA eignet sich daher mit seiner umfassenden Vorlage für Prozesse, wie Absichten im Kontext körperlicher Aktivität oder Ernährung umgesetzt werden ideal als Leitfaden für Studien, (Hattar, Pal & Hagger, 2016, S. 130f). Basierend auf den unterschiedlichen Phasen existieren im HAPA-Modell drei Arten der wahrgenommenen SWE (Abb.:3). Handlungs-Selbstwirksamkeit (auch als Präaktive-Selbstwirksamkeit oder action self-efficacy bezeichnet) bezieht sich auf die erste Phase des Prozesses, in der ein Individuum noch nicht handelt, sondern eine Motivation dazu entwickelt. Personen mit hoher SWE stellen sich Erfolg vor, antizipieren potenzielle Ergebnisse verschiedener Strategien und initiieren mit größerer Wahrscheinlichkeit ein neues Verhalten. Die beiden folgenden Konstrukte spielen in der nachfolgenden Willensphase eine Rolle und können daher unter der Überschrift Volitions-Selbstwirksamkeit (volitional self-efficacy) zusammengefasst werden. Die Aufrechterhaltende-Selbstwirksamkeit (maintenance oder coping-efficacy) steht für optimistische Überzeugungen über die Fähigkeit, mit Hindernissen während der Umsetzung umzugehen. Eine selbstwirksame Person reagiert zuversichtlich mit besseren Strategien, mehr Anstrengungen und längerer Beharrlichkeit auf auftretende Barrieren. Die Wiederaufnahme-Selbstwirksamkeit (recovery-self-efficacy) befasst sich mit der Erfahrung Fehler zu machen und der Wiederaufnahme nach Rückschlägen. Wenn ein Fehler auftritt, führen Personen mit niedriger SWE diese auf interne, stabile und globale Ursachen zurück und interpretieren es damit als einen vollständigen Rückfall. Personen mit hoher SWE vermeiden diesen Effekt, indem sie den Ausfall einer externen Hochrisikosituation zuschreiben. Sie finden Wege zurück zum Handeln (Schwarzer, 2008, S. 8). Die Ergebnisse der Studie von Lippke, Ziegelmann und Schwarzer (2005) unterstützten die Nützlichkeit der dreistufigen Unterscheidung und die stadienspezifische Vorhersage von Verhaltensänderungen (Lippke, Ziegelmann & Schwarzer, 2005). Im Folgenden werden die o.g. SWE-Konzepte im Zusammenhang mit der Verhaltensänderung in konkretem Falle bei den Themen Ernährung und Bewegung betrachtet.

3 Studienlage zum Einfluss der SWE in Programmen

Die SWE zeigt in der Literatur einen wichtigen Einfluss auf den Erfolg von Maßnahmen zur Gewichtsreduktion und positiven Ernährungsverhalten (Haring, 2018, S. 3). Zum Beispiel in den 5 Phasen der kognitiv-verhaltenstherapeutischen Adipositasbehandlung (Margraf & Schneider, 2018, S. 326ff.). Belegt ist, dass eine verhaltenstherapeutische Unterstützung zu einer größeren Gewichtsreduktion führt. Faktoren wie z.B. eine hohe SWE sind dabei der beste Prädikator für eine erfolgreiche Intervention (Margraf & Schneider, 2018, S. 331). Zur SWE Steigerung sollten Interventionsmaßnahmen immer Bestandteile des Ausprobierens, praktischen Übens und Verhaltenstraining beinhalten (Faller & Lang, 2006, S. 369). Neben dem direkten Einfluss von SWE wird dabei auch oft eine Funktion der verschiedenen SWE-Konzepte als Mediator oder Moderator untersucht. Die Metaanalyse von Zhang, Zhang, Schwarzer und Hagger (2019) zeigte, dass die Auswirkungen der Handlungs-SWE auf Absichten und Verhalten in Studien zur körperlichen Aktivität und die Auswirkungen der volitionaler-SWE auf das Verhalten in Studien zum Ernährungsverhalten größer waren (Zhang, Zhang, Schwarzer & Hagger, 2019). Weitere Studien mit speziellem Fokus auf Bewegung, Ernährung oder einer Kombination zeigen aussagekräftigere Ergebnisse und werden im Weiteren betrachtet.

3.1 Änderungen des Bewegungsverhaltens

Eine Möglichkeit die Energiebilanz wieder ins Gleichgewicht zu bringen ist es, den Anteil an Bewegung zu erhöhen. Scholz, Keller und Perren (2009) bestätigten ihre Vermutung bzgl. der SWE in einer Studie. Die SWE hat eine hohe Aussagekraft bzgl. der Absicht der Aufnahme körperlicher Bewegung (Scholz, Keller & Perren, 2009, S.702). Betrachtet wurden die Daten von neun Messzeitpunkten von 265 Studierenden der Züricher Universität. Die Studie fokussierte dabei die intrapersonellen Vorgänge im Hinblick auf das HAPA Modell. Die körperliche Aktivität wurde ebenfalls erhoben mit Hilfe eines sieben Tage Rückblick (Scholz et al., 2009, S.703f.). Die Wochen mit hoher wurden mit den Wochen niedriger SWE bzgl. der Höhe an körperlicher Aktivität verglichen. Es zeigt sich, dass die körperliche Bewegung in Wochen mit hoher SWE signifikant höher war (Scholz et al., 2009, S. 705f.). Auch Rovniak, Anderson, Winett und Stephens (2002) untersuchten unter anderem die SWE. Diese wurde zu Studienbeginn (Zeitpunkt 1) bewertet. Außerdem wurde die körperliche Aktivität in der 8-wöchigen Nachuntersuchung (Zeitpunkt 3) bewertet. Zum zweiten Zeitpunkt wurde nur die Reliabilität der ersten Messung getestet (Rovniak, Anderson, Winett & Stephens, 2002, S. 151). Betrachtet wurden die Daten von 229 bzw. 283 Psychologiestudierende des Virginia Polytechnic Institute (Zeitpunkt 2 bzw. Zeitpunkt 3) (Rovniak et al., 2002, S. 150). Ergebnis war, dass die SWE den größten Gesamteffekt auf die körperliche Aktivität hatte, allerdings vermittelt über die Selbstregulation (Rovniak et al., 2002, S.153). Hier kann somit von der Selbstregulation als Mediator gesprochen werden. Wie Rovniak erhoben Hattar, Pal und Hagger (2016) neben den Variablen des HAPA-Konstrukts noch die Körperzusammensetzung, das kardiovaskulären Risiko sowie psychologische Daten. Die Daten wurden zu drei Zeitpunkten gesammelt, in der übergewichtige und fettleibige Teilnehmer an einer 12-wöchige Gesundheitsintervention für gesunde Ernährung und aktiven Lebensstil teilnahmen. Daten von 74 Personen wurden jeweils eine, sechs und zwölf Wochen nach der Intervention erhoben. Im Rahmen des Programms mussten sich die Teilnehmenden an Richtlinien bezüglich der Nahrungsaufnahme und der körperlichen Aktivität halten. Das Programm wurde in drei Interventionsgruppen gegliedert. Die drei Interventionsbedingungen unterschieden sich inhaltlich in Bezug auf die in der Intervention enthaltenen Verhaltensänderungstechniken. Allen Teilnehmenden wurden Informationen zum Gewichtsverlust, Beispiele für Ziele in Übereinstimmung mit Richtlinien für Ernährung und körperliche Aktivität gegeben. Die Teilnehmenden, der Interventionsbedingungen wurden zusätzlich angewiesen, Aktionspläne und mentale Bilder zu erstellen. Die Aktionsplanung und die mentale Bildsprache zielten auf Änderungen in den Konstrukten für Aktionsplanung und SWE des HAPA ab. In den Interventionsgruppen zeigten sich direkte Effekte von Änderungen der Handlungs-SWE und der Ergebniserwartung auf das Entwickeln von Absichten. Außerdem von der Erhaltungs-SWE auf die Aktionsplanung. Die Änderung der Absicht wirkte sich auf das Verhalten aus, was wiederum auf die psychologischen und körperbezogenen Daten wirkte. Auch Änderungen der Aktionsplanung zeigten diesen Effekt. Indirekte Effekte von Handlungs-SWE über Absicht und über die Aufrechterhaltende-SWE auf die Aktionsplanung wurde dokumentiert. Genauso wie ein indirekter Effekt über Absicht auf die Verhaltensänderung gemessen wurde (Hattar, Pal & Hagger, 2016, S.140f.). Neben den Effekten der Handlungs-SWE und der Erhaltenden-SWE gibt es auch Untersuchungen den Wiederaufnahme-SWE. Scholz, Sniehotta und Schwarzer (2005) sammelten zu drei Zeitpunkten über einen Zeitraum von vier Monaten einen Längsschnittdatensatz. Die Gruppe bestand aus 353 Herzpatienten innerhalb und nach ihrer Rehabilitation. Messzeitpunkt eins fand in der zweiten Woche des dreiwöchigen Aufenthalts statt, die Fragebögen zum zweiten und dritten Messzeitpunkt wurden zwei und vier Monate nach der Entlassung verschickt. Ergebnisse waren, je höher die Handlungs-SWE desto höher die Wiederaufnahme-SWE und damit eine höhere Wahrscheinlichkeit der Verhaltensaufnahme (Scholz, Sniehotta &Schwarzer, 2005).

Bisher zeigt sich im Bewegungsverhalten ein direkter positiver Einfluss der SWE und ein indirekter über die Selbstregulation. Darüber hinaus zeigt die Handlungs-SWE direkte Effekte auf das Entwickeln von Absichten und durch diese sowie die Aufrechterhaltende-SWE auf die Aktionsplanung. Außerdem über die Wiederaufnahme-SWE auf das Verhalten. Die Erhaltungs-SWE zeigt eine direkte Wirkung auf die Aktionsplanung.

3.2 Änderung des Ernährungsverhaltens

Das schwierige beim Thema Ernährung ist eine fehlende einheitliche Definition dessen, was als gesund gilt (Scorb, 2015, S.258). Bezogen auf das Konzept der SWE fehlt hier das Erleben von Erfolg, da sich die Zielsetzung je nach aktuellem Trend ändert, dennoch versuchen verschiedene Forscher sich dem Thema zu nähern. Teilweise wird mit individuellen Ziele gearbeitet oder der Obst- und Gemüsekonsum erhöht. Schwarzer und Renner (2008) befragten für eine Studie 524 Personen aus Berlin. Erfragt wurde unter anderem die Handlungs-SWE und die gewählten Vorsätze zum ersten Zeitpunkt. Die Aufrechterhaltende-SWE und die Ernährungsweise wurde 6 Monate später erhoben (Schwarzer & Renner,

2006, S. 488ff.). Wie erwartet zeigten die Personen mit hoher SWE im Schnitt bessere Ernährungsgewohnheiten (Schwarzer & Renner, 2006, S. 493). Das bestätigt die Ergebnisse, die Schwarzer und Renner (2000) bereits früher ermittelt hatten. Auch Mullan, Wong, Emily und Carolyn (2012) untersuchten unter Anderem den Zusammenhang zwischen HAPA und dem Frühstücksverhalten. Die Teilnehmenden, 102 Psychologiestudierende der australischen Universität, füllten zwei Online-Fragebögen im Abstand von vier Wochen aus. Zum ersten Zeitpunkt wurde u. a. die Handlungs-SWE abgefragt. Volitionale-SWE und Planung der Aufrechterhaltung wurden zum Zeitpunkt zwei gemessen (Mullan, Wong, Emily und Carolyn, 2012, S.1642). Die Handlungs-SWE hat sich dabei als stärkster Prädiktor für die Absichtsbildung herausgestellt. Ebenso als Prädiktor für die Aufrechterhaltende- und Wiederaufnahme-SWE (Mullan et al., 2012 S. 1646). Auch Sniehotta (2009) untersuchte den Einfluss von SWE auf das Ernährungsverhalten. Die Daten von 114 Psychologiestudierende der Chiang-Mai-Universität Thailand flossen ein. Diese wurden in zwei Gruppen eingeteilt, beide bekamen ein Gesundheits- und Ernährungsprogramm und die Interventionsgruppe zusätzlich ein psychologisches Programm zur Steigerung der SWE und Planungsfähigkeiten. Ziel war es fünf Portionen Obst oder Gemüse am Tag zu konsumieren. Die Studierenden der Interventionsgruppe konsumierten signifikant mehr Obst und Gemüse (Sniehotta, 2009, S. 445). Luszczynska, Tryburcy und Schwarzer (2007) kommen zum gleichen Ergebnis. Ihre Studie vergleicht die Auswirkungen von Interventionen, die auf die SWE zielen, mit denen die zusätzlich mit Aktionsplänen arbeiten, mit einer Kontrollgruppe im Hinblick auf den Verzehr von Obst und Gemüse. Die Datensätze von 200 Probanden wurden über das Internet akquiriert und in die drei Gruppen eingeteilt. Das Interventionsprogramm fand per Mail statt und sechs Monate später fand eine zweite Befragung teil (Luszczynska, Tryburcy & Schwarzer, 2007, S. 630f.). Beide Interventionsgruppen wurden über das Konzept und die Wichtigkeit der SWE bzgl. der Zielerreichung informiert, bekamen Feedback wo die eigene SWE im Vergleich zur restlichen Gruppe steht und Möglichkeiten die SWE zu stärken. Die Interventionsgruppe mit dem Modul zu Aktionsplänen bekam zusätzlich Infos, wie ein Plan und wie Ziele am besten formuliert werden. In allen Gruppen wurde dazu das Ernährungsverhalten bzgl. Obst und Gemüse abgefragt. Zum Überprüfen des Effekts wurden noch die Pläne erfasst, was die Teilnehmenden in den nächsten sechs Monaten ändern wollen. Außerdem wurde die SWE erhoben (Luszczynska, Tryburcy & Schwarzer, 2007, S.632f.). Zum ersten Erhebungszeitraum zeigten alle Gruppen die gleiche Absicht bzgl. Änderung ihres Obst- und Gemüse-Verzehrs. Im Ergebnis zeigte sich aber bzgl. der Auswirkungen der Intervention, welche auf die SWE zielt und der vermittelnden Rolle der Änderung der SWE in der Regressionsanalyse eine signifikante Änderung im Obst- und Gemüsekonsum. Eine Intervention per E-Mail die ausschließlich auf die SWE oder zusätzlich auf die Planungsfähigkeit zielt, hat eine Steigerung des Obst- und Gemüse-Konsums zur Folge (Luszczynska, Tryburcy & Schwarzer, 2007, S. 634ff.). In einer von zwei Studien von Gutiérrez-Doña, Lippke, Renner, Kwon & Schwarzer (2009) wurde ebenfalls das Ernährungsverhalten untersucht. In dieser wurden zwei Messzeitpunkte im Abstand von sechs Monaten gewählt. Eingeladen wurden Bewohnerinnen von Seoul und Kyungki-do in Südkorea. Die Teilnehmenden wurden an Universitäten, Altersheimen, kirchlichen Einrichtungen und Polizeiwachen angeworben. Von allen nahmen 697 auch an der zweiten Erhebung teil. Abgefragt wurden die SWE, Barrierenmanagement und Ernährungsverhalten. Es zeigte sich eine moderierte Mediation: Dabei wird der Zusammenhang von Absichtsbildung und Verhalten durch die Planung mediiert, was wiederum moderiert wird durch die SWE (Gutiérrez-Doña, Lippke, Renner, Kwon & Schwarzer, 2009, S. 98ff). Die Studie von Richert, Reuter, Wiedemann, Lippke, Ziegelmann und Schwarzer (2010) untersucht ebenfalls diesen Effekt von SWE als Moderator des mediierten Effekts. Mit anderen Worten, ob Absichten das Verhalten durch Planung (Mediation) beeinflussen, hängt möglicherweise von der SWE des Einzelnen ab (Moderator) (Richert, Reuter, Wiedemann, Lippke, Ziegelmann & Schwarzer, 2010, S. 611f.). Letztendlich nahmen 411 Mitarbeitende eines Unternehmens hier an der Ausgangsbefragung nach vier Wochen teil. Inhalt war der Konsum von Obst und Gemüse, sowie die SWE. Die wahrgenommene SWE erwies sich als bester Prädiktor für das Verhalten, danach das Grundverhalten und auch die Wechselwirkung zwischen Planung und SWE. Es zeigte sich wiederum keine direkte Auswirkung von Absichten auf das Verhalten. Somit schlussfolgern die Autor*innen eine vollständige Vermittlung des Intentions-Verhaltens-Beziehung durch Planung, moderiert durch die SWE. Diese Analyse bestätigte den Mediationseffekt und unterstreicht die Feststellung, dass Planung Absichten in Verhalten umsetzt, dies aber vom Wert der SWE abhängig ist. Diese Vermittlung trat nicht in der Untergruppe der Personen mit geringer SWE auf (Richert et al., 2010, S.613). In zwei weiteren Studien von Schwarzer, Richert, Kreausukon, Remme, Wiedemann und Reuter (2010) wurde die Moderator-Beziehung untersucht. In der ersten wurden 1718 thailändische Universitätsstudenten im Hinblick auf eine fettarme Ernährung befragt. In der zweiten wurden 1140 deutsche Internetnutzer hinsichtlich ihres Obst- und Gemüsekonsums zu zwei

Messpunkten im Abstand von 6 Monaten befragt. Ergebnisse waren, dass erstens Absichten durch Planung in Ernährungsverhalten umgesetzt wurden. Zweitens hat die SWE diese Mediation moderiert: Die Stärke des vermittelten Effekts nahm zusammen mit dem Grad der SWE zu, selbst wenn das Grundverhalten berücksichtigt wurde. Um die Absichts-Verhaltens-Beziehung zu vermitteln, dürfen Menschen keine Selbstzweifel hegen. Wenn ihnen die SWE fehlt, werden Absichten durch Planung nicht gut in Ernährungsverhalten umgesetzt (Schwarzer, Richert, Kreausukon, Remme, Wiedemann & Reuter, 2010, S.260).

Die Kritik an der bisherigen Forschung lässt sich an der Studie von Scholz, Ochsner und Luszcynska (2013) gut verdeutlichen. Die vorliegende Studie hatte zwei Ziele: Erstens sollte untersucht werden, wie viele Interventionen eines kombinierten Programms für die Förderung langfristiger Änderungen einer fettarmen Ernährung bei übergewichtigen und fettleibigen Personen von Vorteil sind und zweitens ob die Auswirkungen wiederholter Planungsinterventionen durch z.B. die SWE mediiert werden. Die Studie bestand aus vier Messzeitpunkten und die Stichprobe von 373 Personen wurde in fünf Gruppen geteilt. Eine Kontrollgruppe, eine Gruppe mit einer Intervention, und jeweils eine Gruppe mit drei, sechs oder neun Wochen langen Interventionen. Alle wurden zum ersten Zeitpunkt zu Ihren biologischen Daten befragt und interviewt. Die Interventionsgruppen bekamen im Anschluss die erste Einheit zum Thema Planung von Verhaltensänderungen. Die Interventionsgruppen bekamen, je nach Zuordnung wöchentlich für drei, vier oder neun Wochen zusätzliche Arbeitsblätter, um die Verhaltensänderungen weiterhin festzuhalten und die Zielerreichung zu überprüfen. Es wurde durchweg ein positiver Effekt auf die SWE in allen Gruppen gemessen, vor allem in der Gruppe mit der Intervention über neun Wochen. Trotz des Effekts auf die SWE, waren die Erfolge im Ernährungsverhalten nicht sehr stark. Die Forscher merken dazu kritisch an, dass die wöchentliche Kontaktaufnahme zwar wirksam war, eine inhaltliche Überprüfung der gesetzten Ziele aber nicht stattgefunden hat. Das sollte in künftigen Studien ebenfalls noch mehr verfolgt werden (Scholz, Ochsner & Luszcynska, 2013).

3.3 Kombinierte Studien zu Ernährung und Bewegung

Neben der inhaltlichen Überprüfung der Ziele, ist es in dem Bereich des Abnehmens unerlässlich Bewegungs- und Ernährungsverhalten in Interventionen zu kombinieren (Wilms & Schmid, 2019). Auch in einigen Studien werden beide Bereiche kombiniert untersucht. Wie in der Studie von Gutiérrez-Doña et al.

(2009). Teilnehmende waren 245 Frauen, beschäftigt in staatliche Einrichtungen sowie Einrichtungen höherer Schulbildung. Abgefragt wurde z.B. die SWE sowie unter anderem Ernährungsgewohnheiten und körperliche Aktivität. Es zeigt sich, dass die Planung teilweise als Mediator der Absicht und Verhaltens Beziehung fungiert und dass diese Mediation durch die wahrgenommene SWE moderiert wird (Gutiérrez-Doña et al., 2009, S. 95ff). Die Studie von Anderson, Winett, Wojcik und Williams (2010) bringt zusätzlich noch die Selbstregulation als Faktor ins Spiel. Eine Änderung der ernährungsbedingten SWE war hier mit Änderungen der Selbstregulation verbunden. Die Mediationsanalyse ergab, dass die Selbstregulation ein potenzieller Mediator für die Auswirkung der SWE auf Veränderungen der Aufnahme von Fett und Ballaststoffen ist. Der Effekt der SWE auch die körperliche Aktivität war ebenfalls teilweise mediiert durch die Änderung der Selbstregulation (Anderson, Winett, Wojcik & Williams, 2010, S. 27f.). Die Analyse von Gutierrez-Dona, Lippke, Renner, Kwon und Schwarzer (2009) repliziert teilweise die Studie von Schwarzer und Renner (2000) trotz Unterschiede in drei Aspekten: Die Studie wurde in Südkorea durchgeführt, sie enthält objektive Risikofaktoren und Daten zur Aktionsplanung. Vor allem eines der drei Untersuchungsfelder ist interessant: fungieren die zwei Prädiktoren SWE und Planungsfähigkeit als Mediatoren für Abnahmeverhalten. Die Freiwilligen wurden von Universitäten, Altersheimen, kirchlichen Institutionen und Polizeiwachen rekrutiert. Sie wurden medizinisch untersucht und zu den Bereichen Handlungs-SWE, Erfolgserwartung und Absicht befragt. Es konnten 662 bei der Enderhebung 6 Monate später einbezogen werden (Gutierrez-Dona, Lippke, Renner, Kwon & Schwarzer, 2009, S. 7). Die Ergebnisse unterstützen die Annahme, dass die SWE geeignet ist die Intentions-Verhaltenslücke zu schließen (Gutierrez-Dona et al., 2009, S. 11). Auch Jacobs, Hagger, Streukens, De Bourdeaudhuij und Claes (2011) untersuchten sowohl Ernährungs- als auch Bewegungsverhalten. Es nahmen 314 Erwachsene einer bestimmten Versicherung teil und wurden auf zwei Gruppen zufällig verteilt. Die Kontrollgruppe mit ca. 1/3 der Erwachsenen wurde zu zwei Zeitpunkten einer generellen Untersuchung unterzogen, während die Interventionsgruppe Zugang zu einer Webseite und zu Gruppen- oder Einzelcoaching bekam. Innerhalb des Coachings konnten Ziele ausgewählt werden und es wurden spezifische Informationen zum Thema Handlungsplanung etc. gegeben (Jacobs, Hagger, Streukens, De Bourdeaudhuij und Claes, 2011, S. 116). Änderungen der SWE in Bezug auf das Ernährungsverhalten gingen signifikant und positiv einher mit Änderungen der Motivation und der Interventionsintensität. Änderungen der Verhaltensabsichten zur Änderung des Ernährungsverhaltens wurden durch

Änderungen der Motivation und der SWE signifikant und positiv vorhergesagt. Auch die Interventionsintensität konnte signifikant eine Verhaltensänderung vorhersagen. Insbesondere gab es eine Wechselwirkung zwischen SWE und Interventionsintensität in Bezug auf die Absicht der körperlichen Aktivität. Was darauf hindeutet, dass häufigere Interventionen den positiven Effekt der SWE auf die Absichten erhöhen. Dies zeigt, wie wichtig es ist, die Teilnehmer in intensivere Formen der Intervention einzubeziehen, um die Wirkung motivationsrelevanter Ergebnisse zu maximieren (Jacobs et al., 2011, S. 127f.). Abschließend sei noch die Metaanalyse von Teixeira, Carraça, Marques, Rutter, Oppert, De Bourdeaudhuij, und Brug (2015) genannt. Als Vermittler der kurzfristigen Gewichtskontrolle war unter anderem auch die SWE vielversprechend. Ebenso scheint die SWE als Vermittler kurzfristiger körperlicher Aktivität und Änderung des Ernährungsverhaltens vielversprechend zu sein (Teixeira, Carraça, Marques, Rutter, Oppert, De Bourdeaudhuij & Brug, 2015, S. 1). Als letztes soll noch eine Studie ohne Bezug zu Bewegung oder Ernährung genannt werden. Eine Auswirkung von Interventionen zu Planung und/oder SWE auf das Körperfett wurde von Luszczynska, Hagger, Banik, Horodyska, Knoll und Scholz (2016) untersucht. Teilnehmende waren 1217 Personen, die zufällig einer von vier Gruppen zugeteilt wurden. Eine Gruppe bekam Input zum Thema Planung, eine zur Stärkung der SWE, eine ein kombiniertes Angebot und dazu gab es eine Kontrollgruppe. Messzeitpunkte waren vor der Intervention, vor der Booster Sitzung und ein Jahr nach Abschluss (Luszczynska, Hagger, Banik, Horodyska, Knoll & Scholz, 2016, S. 1ff.). Im Vergleich zur Kontrollgruppe wurde bei den Interventionsgruppen ein signifikant niedrigerer Anstieg des Körperfettanteils gemessen (Luszczynska et al., 2016, S. 13f). Dass die SWE für die Verhaltensveränderung in den Bereichen Bewegung und Ernährung von großer Bedeutung ist, wurde bisher durch einige Studien gestützt. Es bleibt die Frage offen, wie die SWE konkret gefördert werden kann.

3.4 Förderung der SWE

„Der Grundgedanke einer Förderung von SWE ist Erkenntnis durch Erleben." (Freyth, 2019, S.72). Ziel sollte ein positiver Erfahrungskreislauf sein (Abb.:5) mit zu bewältigenden Herausforderungen zur Stärkung des Glaubens an die eigenen Fähigkeiten (Freyth, 2019, S.75). Bengel (2020) empfiehlt hier auch Rollenspiele (Bengel, 2020, S.156). Rehn (2019) empfiehlt vier Wege, um die SWE zu fördern. Erfolgreiches Durchführen einer Handlung, das Verstärken von außen durch z.B. Therapeuten, Beobachten von Erfolgen anderer und außerdem die Förderung eines positiven, angstfreien Gefühlszustands (Rehn, 2019, S. 82ff.).

Moderiert werden diese Effekte durch die internale bzw. externale Zuschreibung des Erfolgs und auch die gefühlte Herausforderung. Das bedeutet auch, dass externe Verstärkung mit der Zeit zurückgenommen werden sollte, um die Motivation aufrecht zu erhalten. Beim beobachtbaren Verhalten kommt es dabei stark auf das Vorbild an, ob die SWE dadurch gestärkt wird (Rehn, 2019, S. 86f.). So könnte die SWE auch durch den Austausch in digitalen Gruppen, wie z.B. durch Fitnesstracker gesteigert werden, da man sich dort von der Leistung anderer motivieren lassen kann. Dort kann erfolgreiches bewältigen von Barrieren beobachtete werden. Ebenso können Apps verbale Unterstützung der SWE bieten oder Gruppen zusammenbringen, die sich gegenseitig ermutigen (Rehn, 2019, S. 253). Ein interaktives computergestütztes Feedback bietet eine bequeme Möglichkeit, Menschen zu informieren, zu befähigen, zu motivieren und bei ihren Bemühungen, um Änderungen des Lebensstils zu unterstützen. Das personalisierte Feedback kann an die Erfolge der Teilnehmer, die individuellen Hindernisse in ihrem Leben und ihren Fortschritten angepasst werden. Das Feedback kann in Form verschiedener Medien, einschließlich individueller Printkommunikation, telefonischer Beratung oder Verknüpfung mit unterstützenden sozialen Netzwerken passieren (Bandura, 2004, S.150). Diese Empfehlung wurde ebenfalls durch die Ergebnisse von Luszczynska, Tryburcy und Schwarzer (2007) mit ihrer Interventionsstudie per Mail unterstützt (Luszczynska et al. 2007, S. 634ff.).

4 Fazit

Auf Grundlage der vorliegenden Literatur ist der Einfluss der SWE entscheidend um ein Verhalten gesundheitsförderlicher zu gestalten. Wenn eine Änderung erfolgt, bestimmt die SWE den Aufwand und die Ausdauer (Schwarzer, 1999, S.118f). Selbstwirksame Personen sind optimistisch ihr Ernährungsverhalten zu kontrollieren, was ihnen hilft, Pläne zu erstellen oder umzusetzen (Schwarzer, Richert, Kreausukon, Remme, Wiedemann & Reuter, 2010, S.266). Die SWE beeinflusst das Gesundheitsverhalten sowohl direkt als auch indirekt. Es wurde nachgewiesen, dass die Handlungs-SWE sich sowohl direkt auf Absichten und Verhalten auswirkt als auch über die Absicht auf Planung oder Verhalten (Zhang et al., 2019; Hattar et al., 2016; Mullan et al., 2012). Ebenso zeigt die Handlungs-SWE Auswirkungen auf die Erhaltungs- und die Wiederaufnahme-SWE (Hattar et al., 2016; Scholz et al., 2005, Mullan et al., 2012). Wobei die Volitionale-SWE sich wiederum auf Planung und Verhalten auswirken (Zhang et al., 2019; Hattar et al., 2016; Scholz, 2005). Effekte der SWE auf das Bewegungs- und Ernährungsverhalten wurden ebenfalls nachgewiesen (Scholz et al., 2009;

Schwarzer & Renner, 2000 & 2006; Sniehotta, 2009; Luszczynska, 2007). Auch auf die Motivation scheint sich die SWE auszuwirken (Jacobs et al., 2011). Der Effekt der SWE wird in zwei Studien auf den Effekt auf die Selbstregulation zurückgeführt (Rovniak et al., 2002; Anderson et al., 2010). Nur eine gefundene Studie zeigte lediglich einen geringen Effekt der SWE auf das Ernährungsverhalten, was auf fehlende inhaltliche Überprüfung der Ziele zurückgeführt wurde (Scholz et al., 2013). Die Mediation von Absicht über Planung auf Verhalten und die Moderation dieses Effekts durch die SWE wurde in drei Studien beobachtet (Gutiérrez-Doña et al., 2009; Richert et al., 2010; Schwarzer et al. 2010). Je stärker die wahrgenommene SWE ist, desto höher werden die Ziele, die sich die Menschen setzen, gesteckt und desto höher ist ihr Engagement für diese (Bandura, 2004, S.145). Der Zusammenhang zwischen hoher Bildung und hoher SWE ist vielleicht auch ein Erklärungsansatz für das schlechtere Gesundheitsverhalten der bildungsferneren Schichten (Haring et al., 2019, S.30). Viele der beleuchteten Studien erhoben ihre Stichproben auf höherer Bildungsebene. Somit bleibt offen und kritisch zu hinterfragen, ob sich die Ergebnisse auch auf die niedrige Bildungsebene generalisieren lassen (z.B. Scholz, 2005). Schorb (2015) sieht in der Adipositas Entwicklung auch ein verhältnisverursachtes Problem. Die Zuschreibung der Schuld allein auf die SWE der Individuen, „entlastet die Regierung von der Verpflichtung, zu viel investieren und regulieren zu müssen" (Schorb, 2015, S.292). Maßnahmen von staatlicher Seite wie Ampelfarben zur einfachen Beurteilung von Lebensmitteln, Koch- und Ernährungsunterricht oder auch Einschränkungen von Werbung stehen zur Debatte (Schorb, 2015, S.298). Maibach, Flora und Nass stellten bereits 1991 fest, dass bereits bestehende SWE und die, die durch eine kommunale Gesundheitskampagne vermittelt wurden, zur Annahme gesunder Essgewohnheiten und regelmäßiger Bewegung beitrugen (Abb.: 4). Es ist also notwendig, ein gesundes Ernährungsverhalten zu lehren aber auch auf die psychischen Ressourcen, wie die SWE zu zielen (Gutiérrez-Doña et al., 2009, S. 101). Um den Erfolg in der Adipositasbehandlung zu sichern, muss die interdisziplinäre Arbeit von Bewegung und Ernährung um den Bereich der SWE erweitert werden. Geeignet sind nach den vorliegenden Studien alle Formen von Feedback wie Coaching, Apps, Mails oder Anrufe. Die SWE scheint dabei von der Interventionsintensität abzuhängen (Jacobs et al., 2011). Gleichzeitig muss auch mit den Teilnehmenden inhaltlich an ihren Zielen gearbeitet werden. Darüber hinaus würde eine gesundheitsförderliche Umwelt dazu beitragen, die SWE zu erhöhen, indem die Verlockungen weniger und Rückfälle unwahrscheinlicher werden.

5 Literaturverzeichnis

Ajzen, I. (1988). *Attitudes, personality, and behavior.* Milton Keynes: Open University Press.

Anderson, E. S.,Winett, R. A.,Wojcik, J. R., & Williams, D. M. (2010). Social cognitive mediators of change in a group randomized nutrition and physical activity intervention: Social support, self-efficacy, outcome expectations and self-regulation in the guide-to-health trial. *Journal of Health Psychology, 15*(1), 21–32.

Bandura, A. (1997). *Self-Efficacy: The Exercise of Control.* New York: Freeman.

Bandura, A. (2004). Health promotion by social cognitive means. *Health Education & Behavior, 31*(2), 143-164.

Bandura, J. A. (1986). *Social foundations of thought and action: A social cognitive theory.* New Jersey: Prentice-Hall.

Bengel, J., Mittag, O. (Hrsg.). (2020). *Psychologie in der medizinischen Rehabilitation.* Deutschland: Springer.

Donaldson, G.W., Nakamura, Y. & Moinpour, C. (2009). Mediators, moderators, and modulators of causal effects in clinical trials—Dynamically Modified Outcomes (DYNAMO) in health-related quality of life. *Quality of Life Research, 18,* 137–145.

Duan, Y. P., Wienert, J., Hu, C., Si, G. Y., & Lippke, S. (2017). Web-based intervention for physical activity and fruit and vegetable intake among Chinese university students: A randomized controlled trial. *Journal of Medical Internet Research, 19,* e106.

Enste, P. (2019). *Gesundheitliche Eigenverantwortung im Kontext der Lebensspanne.* Wiesbaden: Springer.

Faller, H. & Lang, H. (Hrsg.). (2006). *Medizinische Psychologie und Soziologie.* Deutschland: Springer.

Freyth, A. (2019). *Persönliche Veränderungskompetenz und Agilität stärken.* Wiesbaden: Springer.

Graf, A. (2019). *Selbstmanagementkompetenz in Organisationen stärken.* Wiesbaden: Springer.

Gutierrez-Dona, B., Lippke, S., Renner, B., Kwon, S., & Schwarzer, R. (2009). Self-Efficacy and planning predict dietary behaviors in Costa Rican and South Korean women: Two moderated mediation Analyses. *Applied Psychology-Health and Well Being, 1*(1), 91-104.

Haring, R. (Hrsg.). (2018). *Gesundheitswissenschaften*. Deutschland: Springer.

Haring, R. (Hrsg.). (2019). *Gesundheitswissenschaften*. Deutschland: Springer.

Hattar, A., Pal, S., & Hagger, M. S. (2016). Predicting physical activity related outcomes in overweight and obese adults: A health action process approach. *Applied Psychology Health and Well-Being, 8,* 127–151.

Jacobs, N., Hagger, M. S., Streukens, S., De Bourdeaudhuij, I., & Claes, N. (2011). Testing an integrated model of the theory of planned behaviour and self-determination theory for different energy balance-related behaviours and intervention intensities. *British Journal of Health Psychology, 16,* 113–134.

Kalch, A. (2019). *Persönliche Erfahrungen in Gesundheitsbotschaften*. Wiesbaden: Springer.

Klotter, C. (2015). *Fragmente einer Sprache des Essens*. Wiesbaden: Springer.

Lippke, S., Ziegelmann, J.P., & Schwarzer, R. (2005). Stage-specific adoption and maintenance of physical activity: Testing a three-stage model. *Psychology of Sport and Exercise, 6,* 585–603.

Luszczynska, A., Hagger, M. S., Banik, A., Horodyska, K., Knoll, N., & Scholz, U. (2016). Self-efficacy, planning, or a combination of both? A longitudinal experimental study comparing effects of three interventions on adolescents' body fat. *PLOS ONE, 11,* e0159125.

Luszczynska, A., Tryburcy, M., & Schwarzer, R. (2007). Improving fruit and vegetable consumption: A self-efficacy intervention compared to a combined selfefficacy and planning intervention. *Health Education Research, 22,* 630–638

Maibach E., Flora J. & Nass C. (1991). Changes in self-efficacy and health behavior in response to a minimal contact community health campaign. *Health Commun, 3,* 1-15.

Margraf, J. & Schneider, S. (Hrsg.). (2018). *Lehrbuch der Verhaltenstherapie. Band 2*. Deutschland: Springer-Verlag.

Margraf, J., Schneider, S. (Hrsg.), 2018. *Lehrbuch der Verhaltenstherapie, Band 2*. Deutschland: Springer-Verlag.

Mullan, B. A., Wong, C. L., Emily, K., & Carolyn, M. (2013). Predicting breakfast consumption: A comparison of the theory of planned behaviour and the health action process approach. *British Food Journal, 115,* 1638 –1657.

Nussbaumer, N. (2019). *Ernährungsempfehlungen bei Typ-2-Diabetes*. Deutschland: Springer.

Parschau, L., Fleig, L., Warner, L. M., Pomp, S., Barz, M., Knoll, N. & Lippke, S. (2014). Positive exercise experience facilitates behavior change via self-efficacy. *Health Education & Behavior, 41*, 414 – 422.

Prochaska, J. O., DiClemente, C. C., & Norcross J. C. (1992). In search of how people change: Applications to addictive behaviors. *American Psychologist, 47*, 1102-1114.

Rehn, J. (2019). *Gesunde Gestaltung*. Wiesbaden, Springer.

Renner, B., & Schwarzer, R. (2005). The motivation to eat a healthy diet: How intenders and nonintenders differ in terms of risk perception, outcome expectancies, self-efficacy, and nutrition behavior. *Polish Psychological Bulletin, 36*(1), 7–15.

Richert, J., Reuter, T., Wiedemann, A. U., Lippke, S., Ziegelmann, J., & Schwarzer, R. (2010). Differential effects of planning and self-efficacy on fruit and vegetable consumption. *Appetite, 54*, 611– 614.

Rimal, R. N.(2001). Perceived risk and self-efficacy as motivators: Understanding individuals' longterm use of health information. *Journal of Communication, 8*, 633-654.

Rosenstock, I. M. (1974). Historical origins of the health belief model. *Health Education Monographs, 2*, 1–8.

Rossmann, C. & Hastall, M. R. (Hrsg). (2019). *Handbuch der Gesundheitskommunikation*, Wiesbaden: Springer.

Rovniak, L. S., Anderson, E. S., Winett, R. A., & Stephens, R. S. (2002). Social cognitive determinants of physical activity in young adults: A prospective structural equation analysis. *Annals of Behavioral Medicine, 24*(2), 149-156.

Schlicht, W. & Zinsmeister, M. (2015). *Gesundheitsförderung systematisch planen und effektiv intervenieren*, Berlin Heidelberg: Springer.

Scholz, U., Keller, R., & Perren, S. (2009). Predicting behavioral intentions and physical exercise: A test of the health action process approach at the intrapersonal level. *Health Psychology, 28*(6), 702–708.

Scholz, U., Ochsner, S., & Luszczynska, A. (2013). Comparing different boosters of planning interventions on changes in fat consumption in overweight and obese individuals: A randomized controlled trial. *International Journal of Psychology, 48*, 604 – 615.

Scholz, U., Sniehotta, F.F., & Schwarzer, R. (2005). Predicting physical exercise in cardiac rehabilitation: The role of phase-specific self-efficacy beliefs. *Journal of Sport and Exercise Psychology, 27*, 135–151.

Schorb, F. (2015), *Die Adipositas-Epidemie als politisches Problem.* Wiesbaden: Springer.

Schubert, F.-C., Rohr, D., Zwicker-Pelzer, R. (2019). *Beratung. Grundlagen – Konzepte – Anwendungsfelder.* Wiesbaden: Springer.

Schüler, J., Wegner, M. & Plessner, H. (Hrsg.). (2020). *Sportpsychologie.* Deutschland: Springer.

Schwarzer, R. (2008). Modeling health behaviour change: How to predict and modify the adoption and maintenance of health behaviors. *Applied Psychology: An International Review, 57*, 1–29.

Schwarzer, R., & Luszczynska, A. (2008). How to overcome health-compromising behaviors. *European Psychologist, 13*(2), 141–151.

Schwarzer, R., & Renner, B. (2000). Social-cognitive predictors of health behavior: Action self-efficacy and coping self-efficacy. *Health Psychology, 19*(5), 487–495.

Schwarzer, R., 1999: *Self-regulatory Processes in the Adoption and Maintenance of Health Behaviors.* London: SAGE Publications.

Schwarzer, R., Richert, J., Kreausukon, P., Remme, L., Wiedemann, A. U., & Reuter, T. (2010). Translating intentions into nutrition behaviors via planning requires self-efficacy: Evidence from Thailand and Germany. *International Journal of Psychology, 45*, 260 –268.

Sniehotta, F. F. (2009). Towards a theory of intentional behaviour change: Plans, planning and self-regulation. *British Journal of Health Psychology, 14*, 261–273.

Teixeira, P. J., Carraça, E. V., Marques, M. M., Rutter, H., Oppert, J. M., De Bourdeaudhuij, I. & Brug, J. (2015). Successful behavior change in obesity interventions in adults: a systematic review of self-regulation mediators. *BMC medicine, 13*(1), 84.

Wilms B. & Schmid S.M. (2019). Adipositas bei Erwachsenen – Prävalenz, Bedeutung und Implikationen für die Prävention und Gesundheitsförderung. In Tiemann M. & Mohokum M. (Hrsg.), *Prävention und Gesundheitsförderung.* Deutschland: Springer.

Zhang, C.-Q., Zhang, R., Schwarzer, R., & Hagger, M. S. (2019). A meta-analysis of the health action process approach. *Health Psychology, 38*(7), 623–637.

Ziegelmann, J. P., Lippke, S., & Schwarzer, R. (2006). Adoption and maintenance of physical activity: Planning interventions in young, middle-aged, and older adults. *Psychology and Health, 21*, 145–163.

6 Anhang

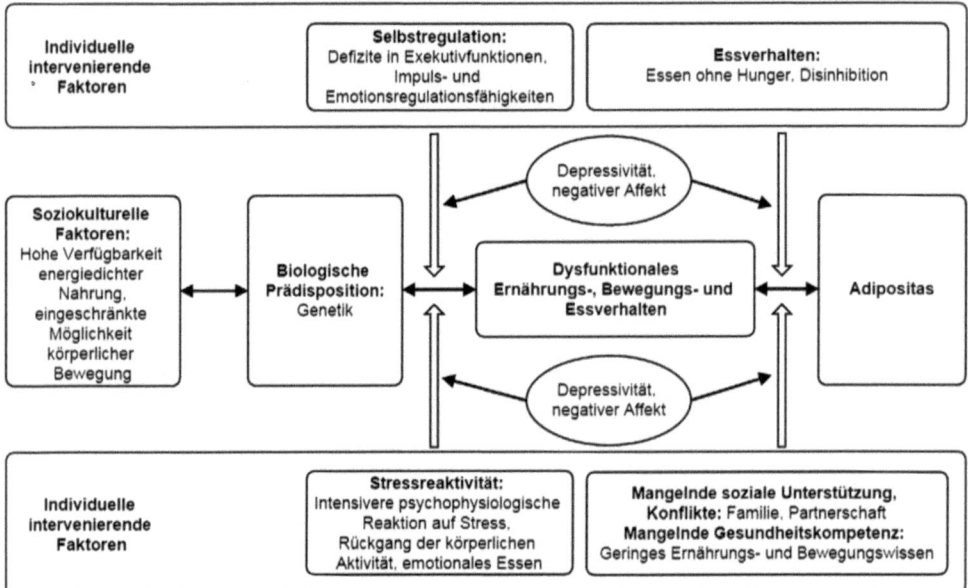

Abbildung (Abb.)1: Aufrechterhaltungsmodell der Adipositas (Margraf & Schneider, 2018, S.322)

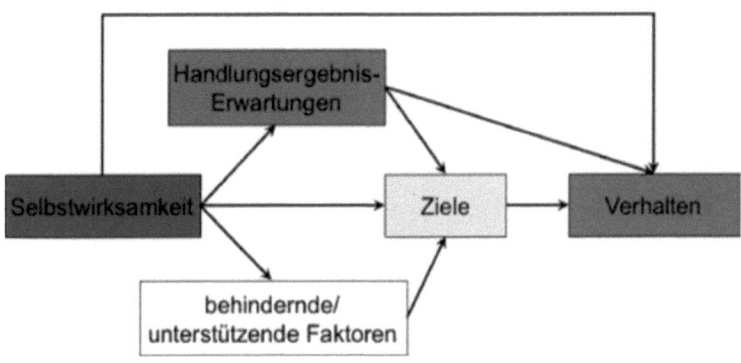

Abb.2: Einflussgrößen auf die Zielbildung/Verhaltensänderung in der SCT (Bandura, 1986)

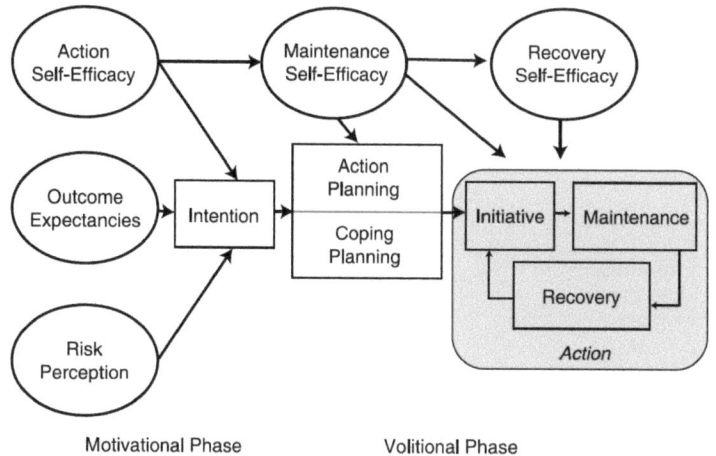

Motivational Phase   Volitional Phase

Abb.3 : HAPA Modell (Schwarzer, 2008, S.6)

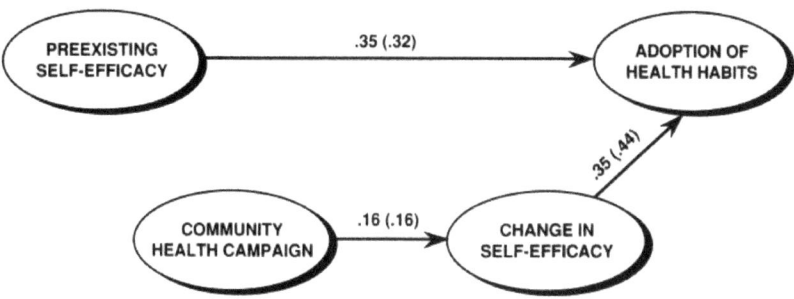

Abb.4: Einflüsse der SWE in kommunalen Projekten (Bandura, 2004, S.149).

Hinweis: Die ersten Zahlen auf den Einflusspfaden sind die signifikanten Koeffizienten für die Annahme gesunder Essgewohnheiten, die Zahlen in Klammern für regelmäßiges Training.

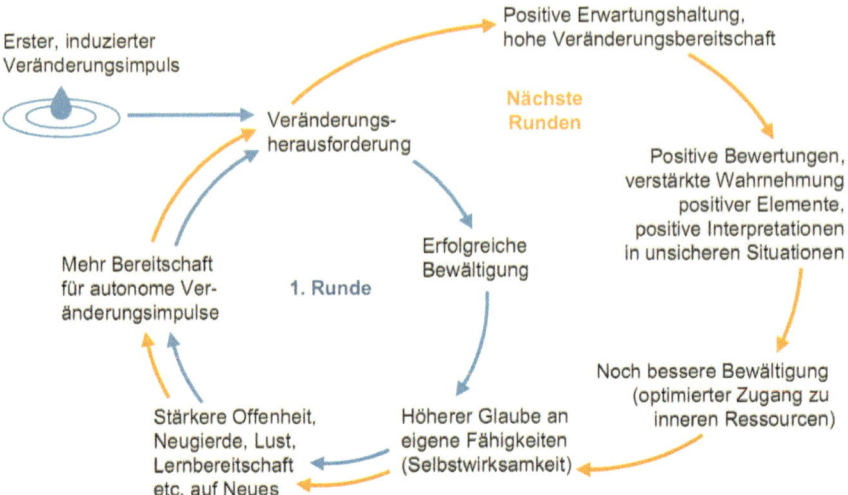

Abb.5: Positiver Kreislauf der Veränderungserfahrung (Freyth, 2019, S.76)